U0238436

呼吸道病毒感染防控科普知识

王一兵 主编

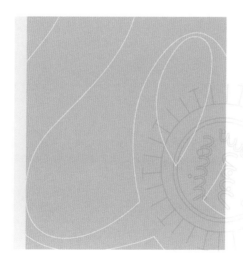

山东大学出版社
SHANDONG UNIVERSITY PRESS

·济南·

图书在版编目（CIP）数据

呼吸道病毒感染防控科普知识／王一兵主编 . -- 济南：山东大学出版社，2021.12
　ISBN 978-7-5607-7304-9

Ⅰ . ①呼… Ⅱ. ①王… Ⅲ. ①呼吸道传染病毒－防治－普及读物 Ⅳ. ① R373.1-49

中国版本图书馆CIP数据核字（2021）第268639号

责任编辑　徐　翔
封面设计　刘泽延
文内插图　刘　梅
出版发行　山东大学出版社
社　　址　山东省济南市山大南路 20 号
邮政编码　250100
发行热线　（0531）88363008
经　　销　新华书店
印　　刷　山东蓝海文化科技有限公司
规　　格　850 毫米 × 1168 毫米　1/32
　　　　　2.375 印张　60 千字
版　　次　2021 年 12 月第 1 版
印　　次　2021 年 12 月第 1 次印刷
定　　价　28.00 元

目录

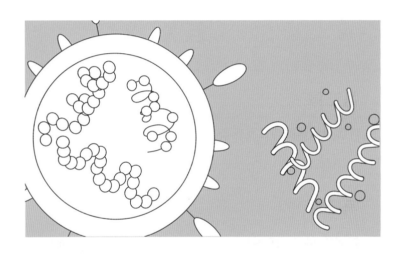

第一章
呼吸道病毒简介

01.
什么是呼吸道?

02.
呼吸道是如何进行气体交换的?

03.
什么是病毒?

04.
什么是呼吸道病毒?

05.
目前常见的呼吸道病毒有哪些?

06.
呼吸道病毒会对人体产生什么危害?

呼吸道病毒是一类危害人类健康的常见病毒。

01.

什么是呼吸道？

鼻、咽、喉、气管、支气管是气体出入肺的通道，被称为呼吸道。其特征是由骨或软骨为支架围成腔壁或管壁以防止因外界压力而塌陷，从而保证气体畅通的一种适应性结构。

呼吸道分为上呼吸道和下呼吸道：上呼吸道是指从鼻到咽喉的空气通道；下呼吸道是指环状软骨以下的呼吸道，包括气管、支气管、各级分支气管和肺等结构。下呼吸道是空气通过和气体交换的主要场所。

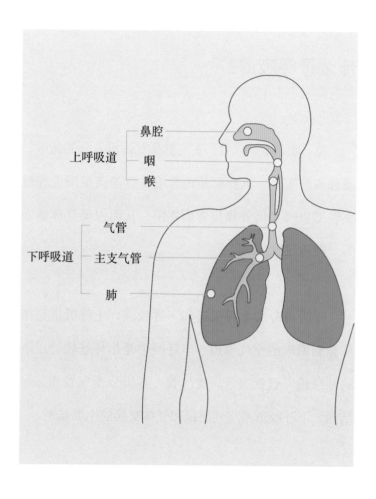

上呼吸道
鼻腔
咽
喉

下呼吸道
气管
主支气管
肺

下呼吸道是空气通过和气体交换的主要场所。

02.

呼吸道是如何进行气体交换的？

　　肺与外界的气体交换是通过呼吸作用完成的。当肺内压小于外界大气压时，外界气体进入肺，完成吸气；当肺内压大于外界大气压时，气体从肺部呼出到外界中，完成呼气。肺泡与血液之间气体交换的原理是当空气中的氧气进入肺泡时，肺泡内的氧气分压比血液中的高，故氧气由肺泡进入血液；而血液中的二氧化碳分压比肺泡中的高，故二氧化碳由血液进入肺泡。

　　外界空气随着肺部的气体交换过程进入体内，若空气中含有病毒，也能随之进入人体。

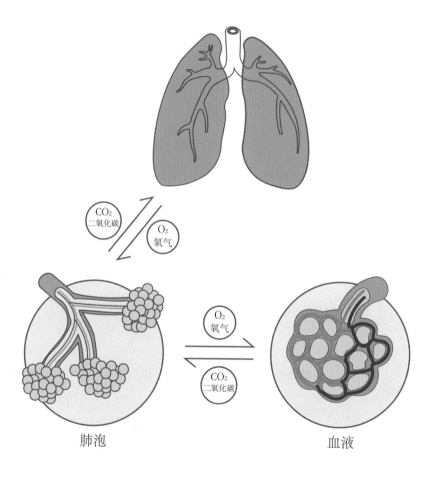

03.

什么是病毒？

病毒个体微小，结构简单，由一个核酸长链和蛋白质外壳构成，只含一种核酸 DNA 或 RNA，必须在活细胞内寄生并以复制方式增殖。

病毒是非细胞型生物，没有自己的代谢机构，没有酶系统，因此病毒离开了宿主细胞就不能自我繁殖。

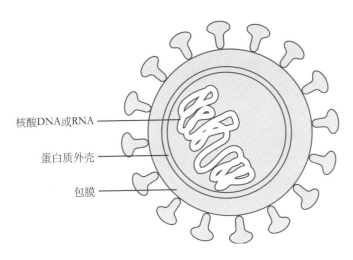

核酸DNA或RNA

蛋白质外壳

包膜

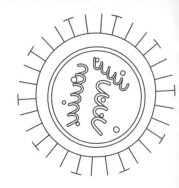

04.

什么是呼吸道病毒？

　　呼吸道病毒是指主要以呼吸道为侵入门户，在呼吸道上皮细胞中增殖并引起呼吸道局部感染或呼吸道以外组织器官病变的病毒。

　　这类病毒能够持续传播，反复感染，人群流行率比较高。

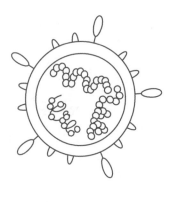

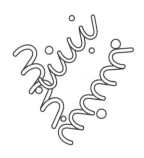

05.

目前常见的呼吸道病毒有哪些？

（1）流行性感冒病毒；

（2）副流行性感冒病毒；

（3）呼吸道合胞病毒；

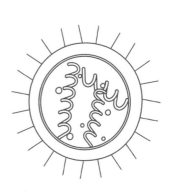

（4）麻疹病毒；

（5）腮腺炎病毒；

（6）冠状病毒；

（7）鼻病毒；

（8）腺病毒；

（9）风疹病毒。

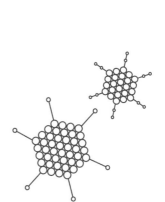

06.

呼吸道病毒会对人体产生什么危害？

呼吸道病毒是一类危害人类健康的常见病毒。此类病毒常侵犯呼吸道，引起各类呼吸道症状和全身症状，如咳嗽、咳痰、鼻塞、胸闷、发热等。

多数呼吸道病毒对温度敏感，冬春季是呼吸道病毒感染的高发季节，天气骤变的情况下也易发病。

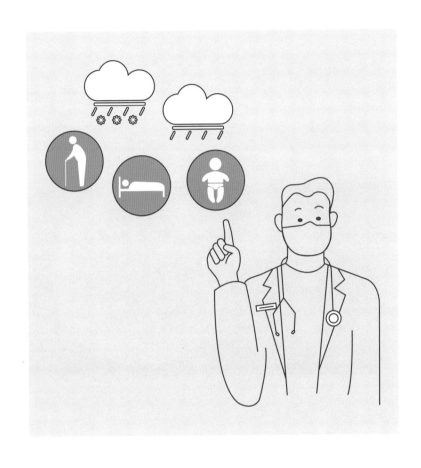

儿童、老年人、体弱者、营养不良或慢性疾病患者、
过度劳累者等人群容易感染呼吸道病毒。

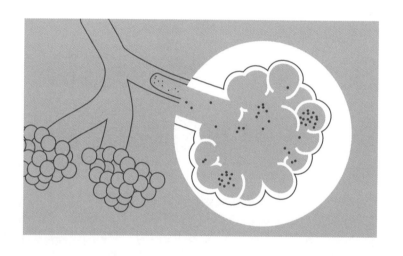

第二章
呼吸道病毒的传播和感染

呼吸道病毒大都经过飞沫传播，黏膜感染。

07.

呼吸道病毒的主要传播途径是什么？

飞沫传播是许多感染源的主要传播途径，也是呼吸道病毒的主要传播方式。

飞沫一般认为是直径 >5 微米的含水颗粒，可以通过一定的距离（一般为 1 米）进入易感的黏膜表面。飞沫中带有病毒，是呼吸道病毒感染的传播媒介。飞沫由于颗粒较大，不会长期悬浮在空气中。

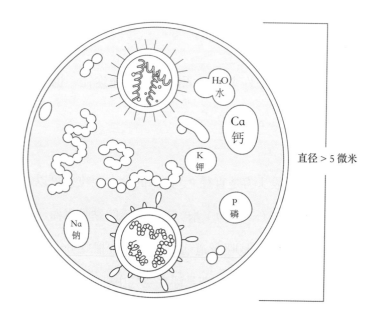

飞沫中除水之外，还含有钾、钠、钙、磷等多种微量元素和蛋白质、黏液素等。

08.

呼吸道飞沫是如何产生的？

呼吸、说话，特别是咳嗽、打喷嚏时，咽喉等呼吸道器官振动，喷出液体，悬浮于流动的空气中，形成飞沫。

咳嗽是人体清除呼吸道内的分泌物或异物的保护性呼吸反射动作，携带数千个细小液滴，从肺内冲出，经口腔喷出体外。

打喷嚏是指将进入鼻腔的异物驱赶出去时出现的一种无意识的反射。异物进入鼻腔，刺激鼻黏膜上的感受器，通过三叉神经传入延髓的呼吸中枢，呼吸中枢向肺部和嘴部的肌肉发出指令，排出空气将异物驱除出来。每次打喷嚏可将数万个细小液滴喷出。

了解了飞沫产生的原理之后，我们不难知道，以上各项动作中，飞沫产生的量由高到低排列为：

打喷嚏 > 咳嗽 > 说话 > 呼吸。

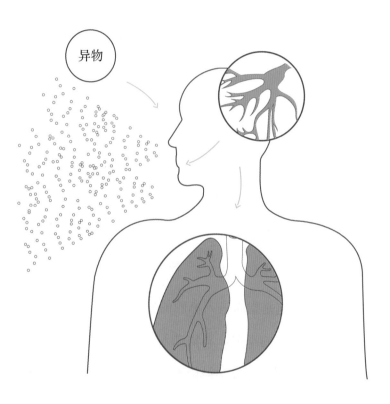

异物

09.

飞沫是如何传播的?

含有大量病毒的飞沫在患者呼气、咳嗽时经口鼻排入环境,大的飞沫迅速降落到地面,小的飞沫在空气中短暂停留,局限于传染源周围。

(1) 飞沫悬浮于空气

患者呼吸、说话、咳嗽、打喷嚏时喷出飞沫,飞沫悬浮于空气中,随空气流动。飞沫中的病毒被易感者吸入导致感染,病毒得以传播。

由于飞沫传播距离很短,一般为 1 ~ 2 米,因此不会在空气中长期漂浮。

如果我们与他人保持至少 1 米的距离,可在很大程度上规避感染风险。

（2）飞沫附着于物体

患者喷出飞沫，飞沫附着在物体表面（比如公共场所的门把手，个人的手机、钥匙等），随着物体的不断运输，飞沫中的病毒也得以传播，不同的人群接触到该物体，就有可能被病毒感染。

飞沫传播较易发生在一些拥挤的公共场所，如车站、学校等。

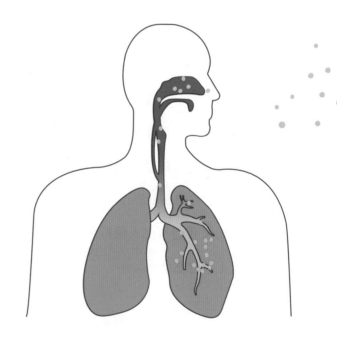

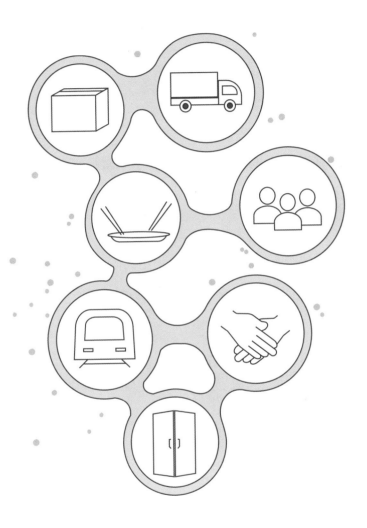

10.

什么是气溶胶？

在近两年的新冠肺炎疫情中，我们常听到"气溶胶"这个词。什么是气溶胶呢？

气溶胶是指悬浮在气体介质中的固态或液态颗粒所组成的气态分散系统，具有胶体性质。

气溶胶的直径一般为 0.001 ～ 100 微米。气溶胶主要分为两类：液体小颗粒形成的云、雾气等；固体小颗粒形成的烟、霾等。气溶胶中可能携带病毒等病原微生物。

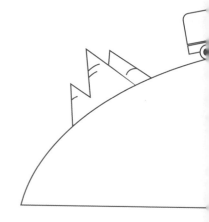

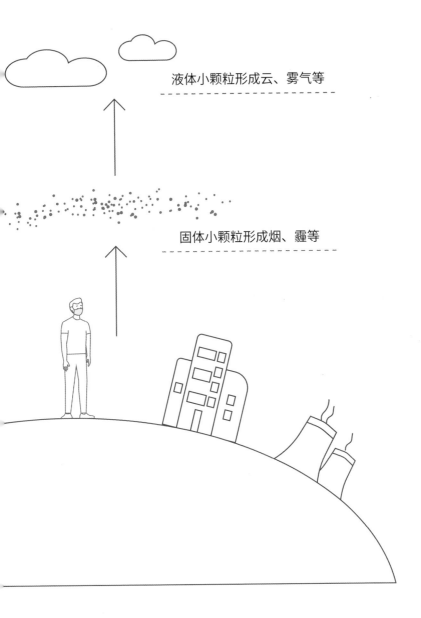

液体小颗粒形成云、雾气等

固体小颗粒形成烟、霾等

11.

什么是气溶胶传播？

飞沫在空气悬浮过程中失去水分而剩下的蛋白质和病原体形成飞沫核，可以通过气溶胶的形式漂浮至远处，造成远距离的传播称为气溶胶传播。

气溶胶的传播与尘粒的直径、尘粒的密度、空气动力黏度、初始速度和水平方向的传播距离等有关。

飞沫核

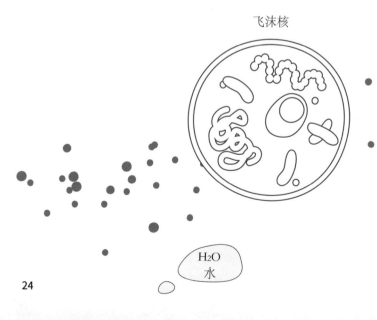

H_2O
水

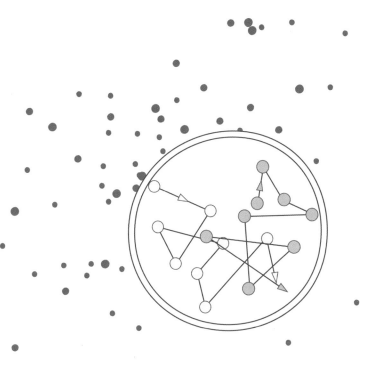

　　气溶胶中的固体和液体微粒一直在做布朗运动。布朗运动是指悬浮在液体或气体中的微粒所做的永不停息的无规则运动。

　　气溶胶中各种微粒的布朗运动十分剧烈，因此不会由于重力作用而沉降，黏附在气溶胶中的病毒能够悬浮于空气中长达数月、数年之久，传播距离也比较远。

12.

飞沫传播与气溶胶传播有何区别?

（1）飞沫被喷出后悬浮于空气中，颗粒较大，传播距离近，大约为 1 米。

（2）飞沫可附着于物体表面，由于物品的运输，而发生远距离传播。

（3）气溶胶与飞沫相比，在空气中悬浮时间长，传播距离远。

13.

人体是如何感染呼吸道病毒的？

呼吸道病毒的感染方式主要是黏膜感染。

那么，什么是黏膜呢？黏膜是口腔、气管、胃、肠、尿道等器官中由上皮组织和结缔组织构成的一种膜状结构。

上皮组织部分被称为上皮，结缔组织部分被称为固有层。

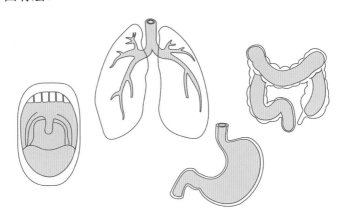

14.

呼吸道黏膜对人体起到什么作用？

呼吸道黏膜是口、咽、喉、气管、支气管、肺等呼吸道表面的黏膜上皮层。呼吸道内表面都分布有黏液和纤毛。

呼吸道黏膜上皮细胞间隙中的杯状细胞和黏膜下层中黏液腺的上皮细胞能够分泌黏液。黏液是从人体的黏膜层或黏膜下层分泌出来的一种比较浓稠的胶状体，含有具有抗菌功效的黏蛋白。呼吸道黏液能够湿润呼吸道，保持适当湿度，可黏附外界空气中的病毒。纤毛是细胞游离面伸出的能摆动的较长的突起，具有一定方向节律性摆动的能力。

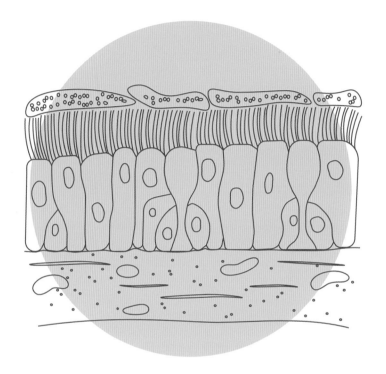

　　黏液附着在纤毛上，能够湿润吸入的外界空气，黏附飞沫和气溶胶中的病毒。纤毛不停地摆动会推动黏液，不断将黏液中的病毒等推向口腔，通过呼吸等方式排出。

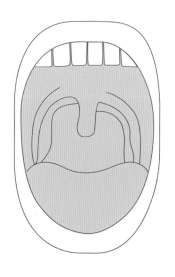

（1）呼吸道黏膜——口咽喉黏膜

口腔黏膜由上皮和固有层构成。上皮为复层扁平上皮。固有层结缔组织突向上皮形成乳头，其内富有毛细血管。固有层中有黏液性和浆液性的小唾液腺。

咽黏膜与咽鼓管、鼻腔、口腔、喉腔的黏膜相连续，含有较多的黏液腺分泌黏液。

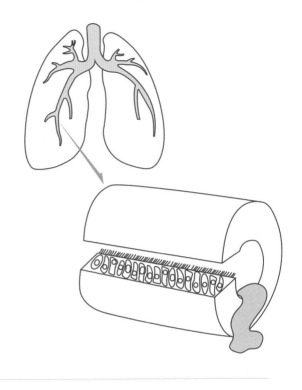

(2) 呼吸道黏膜——气管黏膜

气管黏膜是由上皮和固有层组成的气管壁的最内层。气管内表面覆盖着有纤毛的黏膜，气管黏膜分泌黏液能阻挡灰尘、细菌和病毒，起到清洁空气的作用。

15.

只有呼吸道黏膜能感染病毒吗?

除呼吸道黏膜以外,其他黏膜也能感染病毒。

例如眼黏膜、消化道黏膜、皮肤黏膜等。

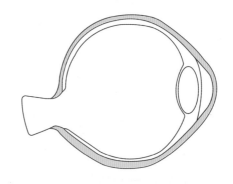

(1) 眼黏膜

眼黏膜指结膜,结膜为一层坚韧的薄膜。结膜紧贴于眼睑内面,并翻转覆盖于巩膜表面。

眼黏膜有助于防止异物和病毒感染对眼球的损害,本身也会受到病毒的感染,出现眼痛、眼痒及充血。

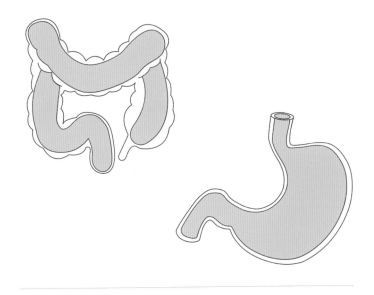

（2）消化道黏膜 —— 胃黏膜、肠黏膜

胃黏膜是胃壁的最内层，上皮为单层柱状上皮，排列整齐，能分泌黏液覆盖于胃黏膜表面。胃黏膜固有层也分泌黏液。

肠黏膜为肠腔内最表面的一层结构，分为小肠黏膜和大肠黏膜。肠黏膜上皮由单层柱状上皮和杯状细胞组成。固有层的结缔组织含有大量肠腺能够分泌黏液，保护肠黏膜。

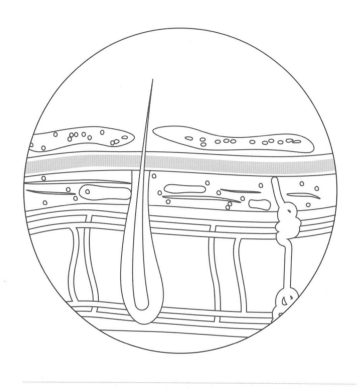

（3）皮肤黏膜

皮肤黏膜一般指覆盖于皮肤表面的一层保护性结构，通常是在人体的腔孔位置。

皮肤黏膜有屏障功能、吸收功能、分泌与排泻功能等，对病毒、细菌等抗原物质起了第一道防线的作用，可以保护人体不受细菌、病毒等微生物的侵犯。

16.

呼吸道病毒是如何传播的？

呼吸道病毒大都经过飞沫传播，黏膜感染。

呼吸道病毒感染患者在发病期间说话、呼吸、咳嗽、打喷嚏时喷出飞沫，飞沫附着在物品上或在空气中悬浮，能够随着物品运输和空气流动传播至远处。

新的宿主可因呼吸、张口或揉眼等动作接触到空气或物品上的飞沫，飞沫进入易感人群呼吸道、口腔、眼睛等处的黏膜，附着在黏液中。

飞沫中含有大量病毒，病毒黏附在黏液上进入黏膜，在上皮细胞中复制增殖，从而引发感染导致损伤和炎症反应等。

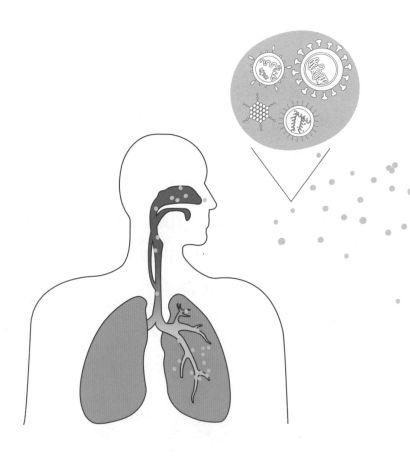

　　新的病毒感染者说话、呼吸、咳嗽、打喷嚏时也能喷出黏液形成飞沫，飞沫中的病毒接触到更多人群的黏膜附着在黏液上，持续发生感染。

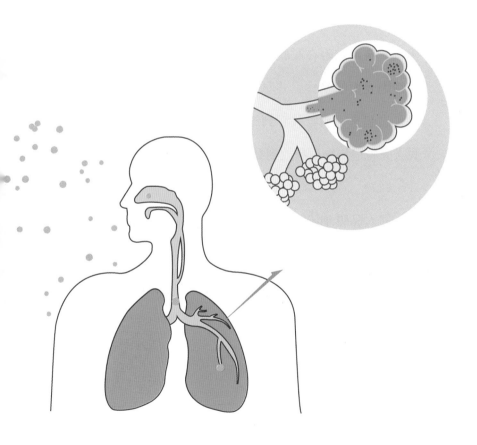

17.

呼吸道病毒是如何造成人体损害的?

　　飞沫中含有大量病毒,侵入呼吸道与呼吸道黏膜接触,病毒黏附在黏膜上皮细胞上。病毒蛋白识别黏膜细胞表面的受体,并与受体结合,细胞膜凹陷将病毒包裹起来,病毒被吞到细胞内,发生膜融合,病毒脱衣壳将遗传物质释放到黏膜细胞内。

　　进入黏膜细胞内的呼吸道病毒不断进行复制,形成大量子代病毒,消耗了黏膜细胞内的能量和营养物质,阻断了细胞大分子物质的合成,引起细胞溶酶体和细胞器的改变,导致细胞死亡。

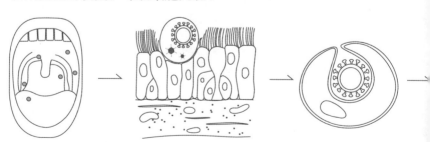

细胞死亡裂解后释放出大量病毒。

一部分病毒被吸附到黏液和纤毛上，通过飞沫的形式排出体外后被消灭或感染其他人群；一部分病毒被释放后进入周围细胞，导致代谢功能异常，炎性因子增加，促使血管通透性增高，随即液体和蛋白质渗出，渗出液蓄积于组织间，引发黏膜充血水肿，导致气管炎等炎症反应和功能障碍，或沿组织间隙向周围组织器官蔓延，损伤组织器官。

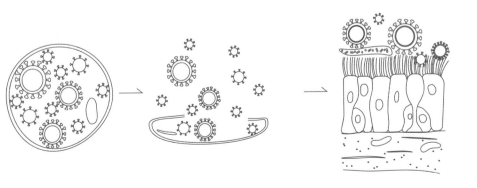

　　部分呼吸道病毒能够损伤免疫系统。随着大量呼吸道病毒的释放，呼吸道黏膜细胞和周围其他细胞都有可能遭到破坏。呼吸道病毒可进入免疫细胞内部复制增殖，使免疫细胞受到损伤，失去识别和清除病毒的能力。

　　病毒进入细胞后和细胞死亡后产生大量炎症因子，这些炎症因子通过激活免疫细胞产生抗体来识别抗原，导致免疫反应过激，造成自身损伤或功能障碍。

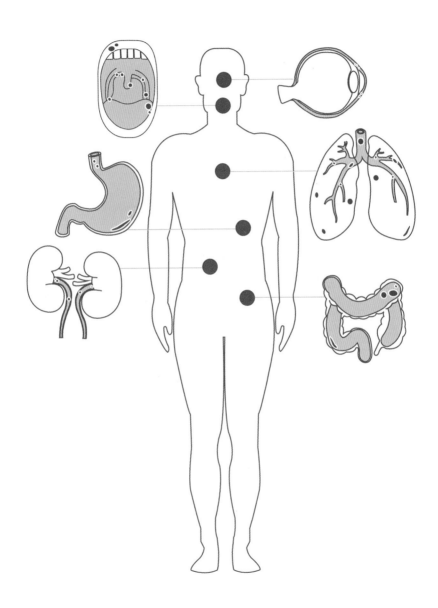

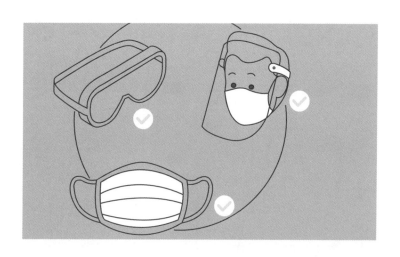

第三章

如何预防呼吸道病毒感染

呼吸道病毒主要通过阻断飞沫传播和保护黏
膜的方式进行预防。

18.

日常生活中如何阻断飞沫传播？

（1）正确佩戴口罩

口罩不仅可以防止患者喷射飞沫，降低飞沫量和喷射速度，还可以阻挡含病毒的飞沫核，是预防呼吸道病毒的重要屏障。所以，戴口罩是日常防护和阻断呼吸道病毒传播的有效手段。

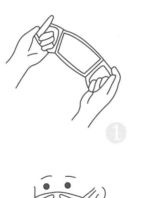
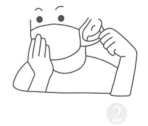
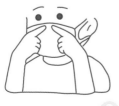
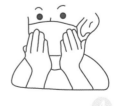

正确佩戴口罩的注意事项：

① 戴好口罩后避免接触口罩表面。

② 不可与他人共用口罩。

③ 如发现口罩已变脏，必须更换新口罩。

④ 弃置口罩时，应放入有盖的垃圾桶。

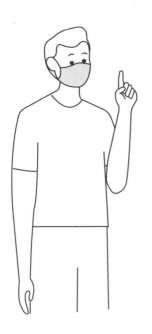

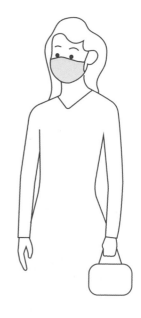

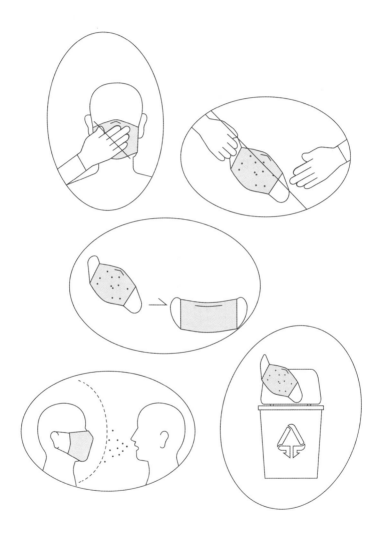

（2）保持安全距离

为了预防呼吸道病毒的传播与感染，日常工作、生活中人与人的距离应保持在1米以上。

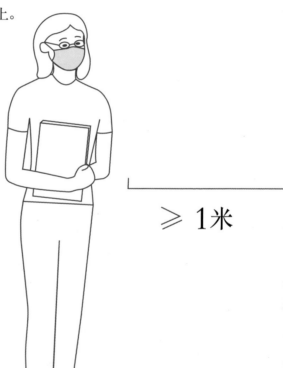

≥ 1米

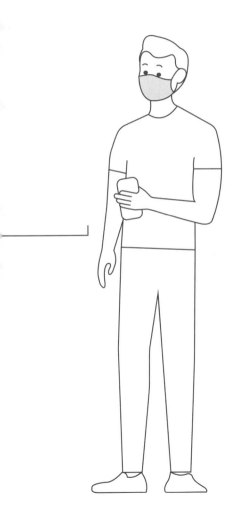

（3）避免过长时间处于人群拥挤的场所

公共场所人员多，流动量大，感染风险未知，且人与人之间难以保持 1 米以上的距离，一旦有病毒感染者，在缺少有效防护的情况下，极易造成人与人之间的传播。空气流动性差的公共场所，病毒传播的风险更大。

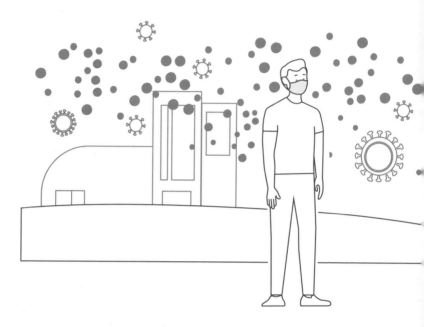

（4）勤开窗，注意保持室内空气流通

尽量避免到封闭、空气不流通的场所。室内环境密闭，若室内出现呼吸道病毒感染患者，其产生的飞沫在封闭空间中不易分散，容易造成病毒传播，增加人体感染病毒的风险。勤开窗通风可有效减少室内病毒含量。

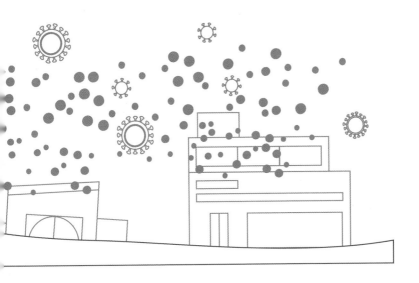

（5）经常消毒，保持环境卫生

保持环境卫生可以减少病毒在环境中的产生量，降低接触病毒的机会，防止病毒的传播。

（6）提倡分餐，使用公勺公筷

使用公勺公筷，能够减少飞沫病毒在人与人口腔之间接触的机会，减少病毒传播的风险，防范和减少交叉感染传播，是切断病毒经口腔黏膜感染的有效途径。

(7) 注意咳嗽礼仪

咳嗽礼仪是指借助遮挡物对咳嗽或打喷嚏喷射出的呼吸道飞沫进行物理阻断。

① 当咳嗽或打喷嚏时，尽量避开人群，与他人保持 2 米以上的距离，用纸巾捂住口鼻，防止飞沫飞溅。

② 如果情况紧急，未备有纸巾等，可弯曲手肘，用衣服袖管内侧遮住口鼻。避免用双手遮盖口鼻，以免手部接触病毒，感染自己或传染他人。

③ 咳嗽时接触过口鼻的纸巾不要随便乱扔，要丢到垃圾桶里。

④ 咳嗽或打喷嚏后要及时清洗双手或进行手消毒。

⑤ 被呼吸道飞沫污染的衣服要及时洗涤和消毒。

19.

如何保护黏膜？

（1）勤洗手

病毒可以通过眼睛和口腔等进行传播，手接触眼睛和口腔后，极易发生感染。

手极易接触外界病毒，是传播病毒的主要介质之一。为保护黏膜，应当加强手部卫生，避免用手触碰物品后接触眼睛、口腔黏膜等。

勤洗手，强防护，注意手卫生。洗手时注意使用肥皂，揉搓时间超过 15 秒。

以下情况时应该洗手：

① 在接触眼、口、鼻前。　② 打喷嚏或咳嗽后。

③ 接触过公共物品后。　④ 进食前。

⑤ 上厕所后。

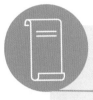

六步洗手法

① 掌心相对，手指并拢，相互揉搓。

② 手指交叉，掌心对手背沿指缝相互揉搓，双手交换进行。

③ 掌心相对，双手交叉沿指缝相互揉搓。

④ 弯曲手指使关节在另一手掌心旋转揉搓，双手交换进行。

⑤ 一手握另一手大拇指旋转揉搓，双手交换进行。

⑥ 将五个手指并拢放在另一手掌心旋转揉搓，双手交换进行。

必要时：旋转揉搓手腕，交换进行。

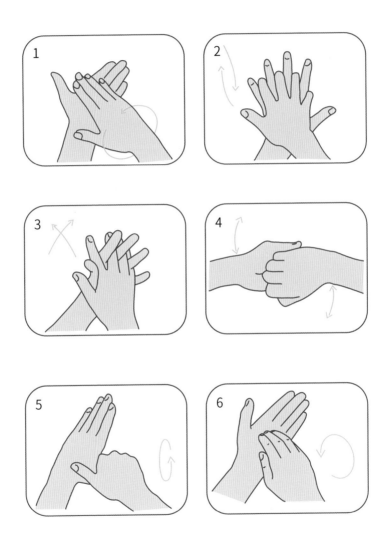

（2）佩戴护目镜、防护面罩以及口罩进行保护

病毒有可能通过眼黏膜以及呼吸道黏膜等侵入人体，所以医护人员在治疗患者的过程当中需要佩戴护目镜或防护面罩，各类人群通常需要佩戴口罩以减少感染。戴口罩是阻断呼吸道分泌物传播的有效手段，选择医用外科口罩能很好地预防呼吸道疾病。

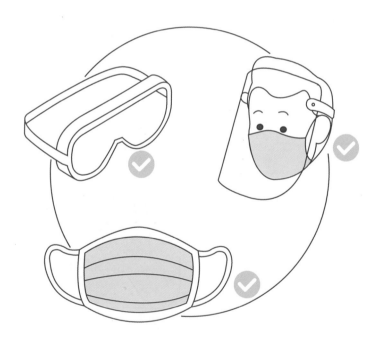

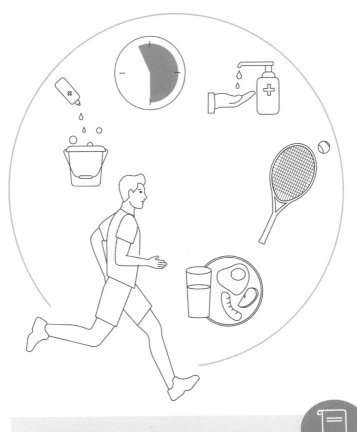

还可以通过以下方法加强预防：

① 增强卫生健康意识。　② 积极锻炼。

③ 规律休息。　　　　　④ 提高自身免疫力。

⑤ 均衡饮食。

20.

除了阻断飞沫传播和保护黏膜，还有哪些措施可以预防病毒入侵？

（1）控制传染源

控制传染源的目的是将传染源控制在已流行的范围内，防止它传播到其他区域。

（2）保护易感人群

保护易感人群的目的是为对某种传染病缺乏免疫力、易受该病感染的人群和对传染病病原体缺乏特异性免疫力、易受感染的人群采取隔离保护，从而预防感染。

21.

乘坐公共交通工具时有哪些注意事项？

乘坐公共交通工具时要做好个人防护，如正确佩戴口罩，在途中不要轻易摘下口罩；随身携带消毒纸巾，以备不时之需。离开公共交通工具之后，还要加强体温监测，如有发热和其他呼吸道感染症状，特别是持续发热不退，就应及时到医院或指定医疗机构就诊。

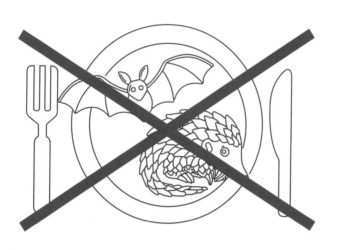

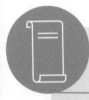

特别注意：

不接触野生动物，不食用野生动物。
生鲜、禽类、肉类、蛋类要彻底烧熟
煮透再食用，以避免食源性感染。

22.

接种疫苗对预防呼吸道病毒感染有效吗?

目前，各种流行病学调查研究表明，接种疫苗是预防呼吸道病毒感染最有效的办法。

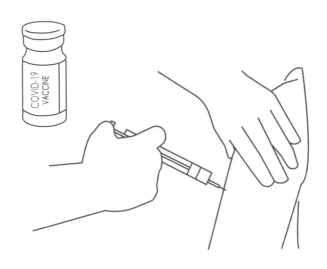

23.

如果某种呼吸道病毒感染已经在人群中流行，接种疫苗还来得及吗？

来得及。专家建议最好在病毒感染高发期前完成疫苗接种。原则上，所有愿意接种疫苗且没有禁忌证的人都可以接种。

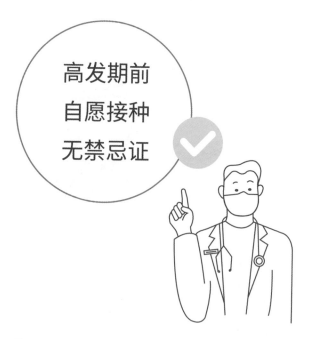

高发期前
自愿接种
无禁忌证

24.

流感疫苗和新冠疫苗能同时接种吗？

　　不能。原则上建议流感疫苗与新冠疫苗接种间隔应大于 14 天。

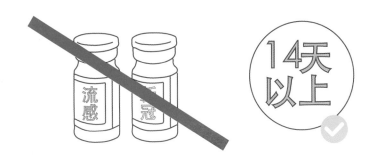

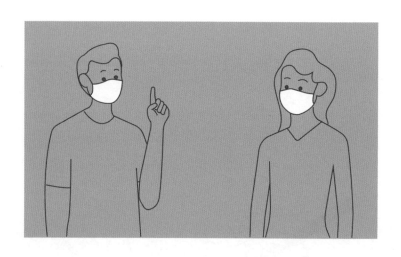

第四章
感染呼吸道病毒后的应对措施

25.

感染呼吸道病毒后，患者会出现哪些症状？

26.

若有家庭成员感染了呼吸道病毒，应该如何应对？

27.

当身边出现呼吸道病毒感染患者时，应该如何应对？

最好的防控方式是隔离。

25.

感染呼吸道病毒后，患者会出现哪些症状？

（1）局部症状

局部症状有鼻塞、流涕、喷嚏、干咳、咽部不适和咽痛等。

（2）全身症状

全身症状有发热、烦躁不安、头痛、全身不适、乏力等。部分患者有食欲不振、呕吐、腹泻、腹痛等消化道症状。

26.

若有家庭成员感染了呼吸道病毒，应该如何应对？

　　家庭成员中出现发热、咳嗽等急性呼吸道症状时，不要慌张，按照以下步骤来应对：

（1）将居室开窗通风，对患者采取家庭隔离。

（2）隔离期间限制探视，如不可避免需要接触时，应佩戴医用外科口罩，以免通过呼吸飞沫被感染。

（3）向有关部门报告，到指定医院进行检测。

27.

当身边出现呼吸道病毒感染患者时，应该如何应对？

如果您是密切接触者：

（1）依法服从隔离观察。

（2）佩戴口罩。

（3）避免手部接触眼睛、口、鼻。

（4）密切关注自己的身体变化，及时上报并就诊，
　　　避免外出等。

如果您是非密切接触者：

（1）减少外出活动。

（2）外出必须佩戴口罩。

（3）注意手部卫生。

（4）勤通风，勤消毒等。

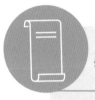

特别提示：最好的防控方式是隔离

隔离是呼吸道传染病防控中最古老最有效的方式，它在控制传染源、切断传播途径、保护易感人群等方面都非常有效。

集中居住人员要注意自身防护，多通风、多消毒。